MANUEL

A L'USAGE DES PERSONNES

QUI VONT AUX EAUX DE LA MOTTE,

Par P. B. * *.

Prix : 1 franc.

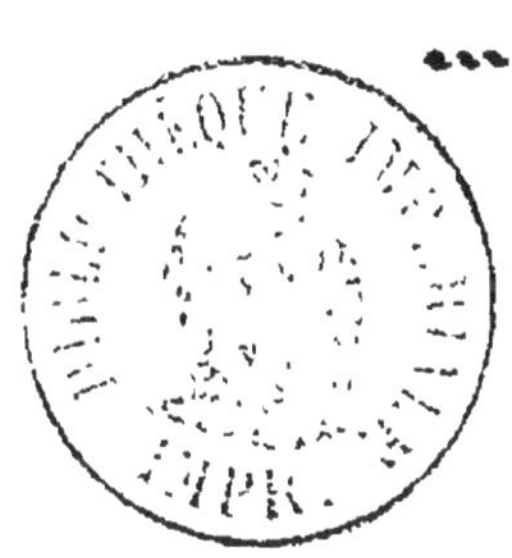

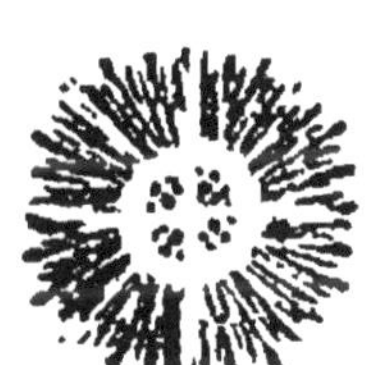

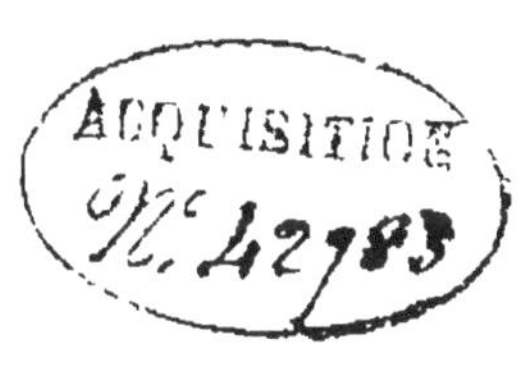

A GRENOBLE,

DE L'IMPRIMERIE DE LA V.ᵉ PEYRONARD,
AU JARDIN DE VILLE, MAISON N.º 122.

An 1815.

EAUX MINÉRALES

DE LA MOTTE.

PRÉAMBULE.

Les eaux minérales de la
Motte jouissaient autrefois
d'une grande réputation ; il
s'en faisait des envois presque
dans toute la France. Les
troubles de la révolution,
ainsi que la fabrication des
eaux minérales factices, les
avaient fait oublier. Cette bran-
che d'industrie chimique dans
l'imitation des eaux minérales
n'est plus en crédit aujour-
d'hui. Comment a-t-on pu croire

que l'analyse avait donné tous les composans de ces eaux pour en faire de semblables ? L'eau présente à cet égard les mêmes difficultés que l'air ; certaines combinaisons ne peuvent se séparer parfaitement. A mesure que l'analyse croit atteindre un élément, il se combine de nouveau avec d'autres. Dans la multitude d'expériences que l'on a faites sur l'air, a-t-on jamais reconnu cette substance mielleuse qui tombait en rosée au lever du soleil, dans les environs de Grenoble, il y a

(7)

cinq ans (1) ? A-t-on jamais trouvé les principes élémentaires des pierres minérales régénérées dans l'atmosphère, et tombées à différentes époques, depuis douze ans, sur divers points de la France ? Les produits des laboratoires sur de tels sujets ne seront jamais que des imitations imparfaites ; c'est une vérité incontestable.

Après avoir essayé, sans

---

(1) Voyez les Annales du département de l'Isère, n.° 79, 4 juillet 1810, art. manne ; n.ᵒˢ 85 et 86, même mois, art. chimie et manne.

succès, de quelques eaux minérales d'Italie, et de celles d'Aix du Mont-Blanc, pour un rhumatisme goutteux, je demandai, à Grenoble, des renseignemens sur les eaux de la Motte. A mon grand étonnement, je ne pus en recueillir que de vagues et d'incertains; personne n'y allait depuis longues années, chacun se dirigeait sur Aix. J'appris seulement que ces eaux avaient opéré des miracles sur certains malades, et causé sur d'autres des accidens affreux. De ces renseignemens, je tirai la conséquence naturelle que les eaux de la Motte avaient des propriétés bien déterminées, et qu'il ne s'agissait que d'en faire usage à propos ; qu'ainsi elles étaient supérieures aux eaux minérales en général, dont les propriétés particulières de plusieurs n'opèrent ni le bien, ni le mal, mais agissent puissamment sur l'imagination en raison des plaisirs que l'on éprouve dans ces établissemens.

D'après ces réflexions, je me déterminai à aller à la Motte de préférence à Aix, où j'avais été trois saisons de suite. Je consultai, en arrivant, la maîtresse des eaux, madame Achard, dont la bonté et les attentions ne peuvent assez se louer. Sa longue expérience éclaira ma conduite : je ne vis aucun danger à me faire administrer les eaux, et j'en ressentis de si bons effets dès cette première année, que j'y suis retourné les années suivantes, mais moins par besoin réel que par amusement et reconnaissance. L'année dernière, m'y étant trouvé avec plusieurs amis qui consultaient mon expérience , je fus invité à en faire participer toutes les personnes que la nécessité conduit à la Motte, au moyen de la publicité de mes observations. Je me rendis à l'invitation de ces amis, et je rédigeai sur les lieux le petit ouvrage que je donne ici, d'après un journal tenu pendant cinq ans consécutifs. Je l'ai soumis à l'examen de plusieurs médecins qui l'ont approuvé, et en ont reconnu l'utilité ; ainsi le public peut l'accueillir avec confiance.

Salut au lecteur.

MANUEL

A L'USAGE DES PERSONNES

QUI VONT AUX EAUX DE LA MOTTE.

Le château de la Motte où l'on va prendre les eaux, est à sept lieues de Grenoble. Deux chemins y conduisent, l'un à voiture par Vizille jusqu'à Pierre-Châtel, où l'on quitte la grande route pour prendre un chemin de traverse qui passe par les hameaux du Colet et de la Motte-d'Aveillans; l'autre route est par Saint-Georges, elle est plus courte que la première de deux lieues; mais elle ne peut se faire qu'à cheval.

Le château de la Motte appartenait primitivement à une dame de Morge, à laquelle a succédé la famille de Ventrol. Un acte en latin trouvé dans les archives, dressé en 1369 dans la grande salle du château, est le seul témoignage que l'on connaisse de son ancienneté. L'établissement du château ne paraît point avoir eu de rapport avec les eaux minérales déjà connues; c'est au petit hameau de Peraillier que l'on prenait les douches, et l'on allait boire les eaux à la source dans des baraques.

Le château où les eaux sont apportées aujourd'hui pour être administrées, est placé sur un monticule cerné par deux torrens, au milieu d'un vallon dominé de

montagnes, en partie bien culti-
vées et bien boisées. La température toujours fraîche ne permet
pas-d'aller prendre les eaux avant
le mois de juillet.

Le vallon de la Motte présente,
au premier abord, un coup-d'œil
un peu sauvage, mais pittoresque.
Il y a plusieurs hameaux bien om-
bragés et d'un agréable aspect. Les
habitans sont laborieux et affables.
Les mines de charbon dont une
grande partie du sol est formé,
ainsi que l'abondance des eaux, ont
fait naître parmi eux une industrie qui les occupe toute l'année.
Ceux qui ne sont pas employés
aux travaux des mines de charbon,
font des clous. Les femmes soignent
le ménage ; tandis que les filles,

coiffées de petits chapeaux ronds de feutre noir, robustes et lestes comme des amazones, voyagent en caravanes, conduisant des mulets chargés de charbon. On les trouve toujours, soit en allant, soit en revenant, tricotant des bas, et dis-posées à converser gaîment avec ceux qu'elles rencontrent sur leur chemin.

Indépendamment de la grande abondance de charbon de terre qu'il y a dans la commune de la Motte, il s'y trouve encore des indices de mines de cuivre et de mercure. Il y a aussi différentes roches de grès micacés, propres à passer les outils ; entr'autres une près du château, qui fut exploitée, il y a quelques années, par un étranger qui fut écrasé dans la galerie qu'il avait commencé à percer.

Le château de la Motte est très-vaste, mais ruiné. M. de Ventrol ne l'entretenait presque plus depuis longues années. M. Achard, qui en est propriétaire aujourd'hui, y fait progressivement autant de réparations que ses moyens le lui permettent ; et dans l'état actuel, une quarantaine de personnes y logent, et de ce nombre, dix ou douze y sont commodément. Les réparations et additions que l'on projette étant finies, ce château pourra contenir quatre-vingts personnes qui se succéderont de quinze en quinze jours, tems à-peu-près déterminé pour prendre les eaux. En attendant ce confectionnement, il convient de prévenir Mme Achard pour assurer son logement.

Il ne faut se pourvoir uniquement, en allant aux eaux de la Motte, que de son linge de corps et de vêtemens chauds, tant à cause de la fraîcheur de l'endroit, que par la nécessité d'entretenir la transpiration occasionnée par les douches; ce même motif exige d'éviter le serein, ainsi que le repos dans les lieux bas et humides.

La longue et judicieuse expérience de Mme Achard doit être consultée par les personnes qui arrivent aux eaux, pour s'assurer si elles sont propres à la guérison de leurs maladies, en attendant que M. Nicolet, médecin de la

Mure, qui, depuis plusieurs années,
étudie les propriétés de ces eaux,
vienne pour les faire administrer
convenablement. Il est bon d'observer que, jusqu'à présent, il n'y a
eu que le zèle de cet habile médecin
qui l'ait conduit à la Motte pour
y visiter les malades, et non des
honoraires assurés que ses soins
méritent. M. Nicolet s'occupe en ce
moment de rédiger des observations
faites depuis douze ans sur les divers
effets des eaux de la Motte, tant à
l'état de santé qu'à celui de maladie. Cet ouvrage intéressant, qu'il
se propose de publier, fera le com-
plément du mémoire qu'a donné
M. le docteur Bilon fils, sur les
propriétés physiques, chimiques et
médicales de ces eaux; ainsi il n'y

aura plus d'incertitude ni de danger dans l'usage de ce remède, offert par la nature pour le soulagement de l'humanité. Quelques accidens survenus à des malades qui ont voulu inconsidérément prendre ces eaux, prouvent la nécessité d'être dirigé par un médecin, et d'avoir un réglement qui prescrive, entre autres choses, que personne ne pourra se faire administrer les douches sans autorisation, et sans payer, avant de partir, la légère rétribution déterminée. Je ferai connaître, à la fin de cet ouvrage, un réglement à ce sujet, ainsi que le détail des dépenses du séjour aux eaux.

Mme Achard contribue, par les soins les plus attentifs et les plus recherchés, au bien-être des malades, et à favoriser, par un bon régime, l'effet salutaire des eaux, qui, plus tôt ou plus tard, s'opère toujours, sinon pour guérir radicalement, du moins pour rendre les souffrances supportables, et arrêter le progrès des maladies.

Je citerai, sur la vertu de ces eaux, un puissant témoignage, celui de Tissot, qui disait à des personnes de ma connaissance qui vivaient en société avec lui à Lausanne, qu'il ne connaissait de toutes les eaux minérales, que celles de la Motte qui fussent les plus propres à opérer la guérison de beaucoup de maladies, et qui eussent la propriété de pouvoir être transportées sans perdre de leurs vertus médicales.

PROPRIÉTÉS DES EAUX DE LA MOTTE.

(Extrait d'un Mémoire de M. le docteur Bilon fils).

« PAR leur chaleur, elles sont
» très-convenables dans les rhuma-
» tismes chroniques, les atrophies
» incomplètes, les faiblesses locales,
» les suites d'apoplexies, la ten-
» dance à la paralysie, et particu-
» lièrement pour fractures des mem-
» bres, dissiper des gonflemens d'ar-
» ticulation.

» Par leur nature saline, elles
» seraient administrées intérieure-
» ment avec avantage quand il fau-
» drait, par le canal intestinal, pro-
» voquer les organes digestifs, et
» notamment la sécrétion de la
» bile ; ainsi, elles seraient utiles

» dans les engorgemens lympha-
» tiques généraux ou abdominaux,
» dans les catarrhes chroniques,
» dans les jaunisses rebelles , et
» enfin toutes les fois que la paresse
» des premières voies est la cause
» ou l'effet de l'affection que l'on
» traite ».

ANALYSE que ce savant Professeur a donnée des eaux de la Motte, faite sur cent livres d'eau.

	centièmes d'une livre.
Muriate de chaux .	o 5o
Muriate de soude . .	o 8o
Muriate de magnésie	o 1o
Sulfate de magnésie	o 5
Sulfate de chaux . .	o 20
Silice	o 5
Eau pure	98 5o
	100 00

IL résulte de cette analyse que sur cent livres de ces eaux minérales, elles en contiennent quatre-vingt-dix-huit et demie d'eau pure, et une et demie seulement de différens sels. On s'étonnera sans doute qu'une si petite quantité de sels puisse donner autant de vertus à ces eaux minérales; c'est que chacune de ces substances, presque nulle séparément, étant réunies, se combinent par des rapports d'affinités, et acquèrent ainsi des propriétés déterminées dont les effets nous sont si salutaires.

Il faut aux muletiers qui partent du château pour aller chercher l'eau minérale à la source, trente minutes, et au moins quarante pour revenir.

Le chemin jusqu'à la gorge où le Drac est encaissé, est bon ; mais ensuite il faut descendre par un sentier rapide , en zigzag , pratiqué sur le talus des rochers jusqu'à la source placée sur le bord du Drac. Cette espèce d'échelle coudée sert cependant journellement à communiquer avec les villages de la rive gauche, au moyen de la réunion de deux mélèzes ou sapins jetés sur des chevalets au travers du Drac , où des mulets chargés de charbon de pierre passent, et même des gens assez imprudens, sans descendre de cheval.

La source minérale est à 14 pieds de profondeur au-dessous du rivage ; elle surgit du rocher en bouillonnant, et même passe sous le lit du Drac,

Drac, ce qui a été reconnu par la chaleur que l'on ressent sous les pieds lorsque le torrent est bas.

Une circonstance locale occasionne au propriétaire des eaux un entretien dispendieux pour tenir la source en bon état : un torrent, formé de la réunion des deux qui entourent le château, tombe de cascade en cascade auprès de cette source, et, dans ses crues, couvre le puits de graviers et de blocs de rochers qui se détachent de la montagne. Il sera nécessaire de remédier à cet inconvénient dans le dessus, en jetant le torrent sur la droite dans un nouveau lit.

La source minérale est renfermée dans un puits, et l'eau s'en extrait au moyen d'une pompe dont le corps baigne, au fond, dans une caisse de bois de châtaignier. Il faut pomper quelques instans pour purifier l'eau de la partie colorante que le bois lui a donnée. Je fais cette observation pour prévenir les erreurs que l'on pourrait commettre en analysant les premières eaux du jet de la pompe.

Au mois de juillet 1810, à sept heures du matin, la température étant à 12 degrés, j'ai trempé le thermomètre de Réaumur dans la cuvette de la pompe pendant que l'on tirait l'eau, et il est monté très-rapidement à 40 degrés. J'ai attendu, pour confirmer mon expérience, que l'on eût tiré une plus grande quantité d'eau, croyant qu'elle aurait acquis plus de chaleur;

l'ascension du mercure a été la même. D'autres thermomètres ont donné, à ce que l'on m'a dit, jusqu'à 42 degrés, et cela ne me surprend pas ; rien n'est plus difficile que de trouver constamment un accord parfait entre plusieurs instrumens de cette espèce, même construits dans la plus grande perfection par le même artiste.

J'ai répété mon expérience plusieurs années de suite, et je n'ai jamais trouvé une différence bien sensible avec la première.

Après avoir dégraissé un porte-crayon d'argent, je l'ai laissé quelque tems dans la cuvette, et suspendu dans la pompe sans qu'il ait noirci : il a pris seulement une légère teinte dorée ; ainsi cette eau ne contient point de soufre.

Il y a une autre source à 40 toises au-dessous de la première, qui sort en filets du rocher, tout au bord du Drac ; elle a la même chaleur et les mêmes propriétés que l'autre. Cette eau présente, aux bords des fissures d'où elle sort, de l'ocre ou oxide de fer qu'elle dépose aussi dans son cours sur le rocher. L'évaporation de cette eau donne encore un très-beau sel. La première source dépose aussi au fond du puits les mêmes résidus d'ocre et de sel.

J'ai trouvé les eaux de ces deux sources, en en buvant sur les lieux, un peu âpres et plus salées qu'elles ne le sont étant transportées au château. Je donnerai ci - après mes conjectures sur l'oxide qu'elles déposent, dont l'analyse ne fait pas mention, ainsi que sur la cause de leur légère âcreté.

M. Achard, propriétaire des eaux, avait commencé à percer une galerie au-dessus de la grande source, en suivant des indications de chaleur et de suintement ocreux : la prudence lui fit cesser ce travail qui nécessitait de pétarder le rocher, ce qui aurait pu, par des ébranlemens, nuire à la source actuelle.

L'analyse de ces eaux n'ayant donné nul indice de fer, et cependant trouvant par-tout des marques de sa présence, j'ai voulu expliquer cette énigme : j'ai recherché les vieilles barriques qui avaient servi plusieurs années au transport des eaux, je n'ai trouvé sur les parois intérieurs aucun dépôt d'ocre ; au contraire, une grande propreté et blancheur de bois causées par le muriate de soude; alors j'ai eu la certitude que cette espèce de phénomène ne provenait que de la décomposition de la roche d'ardoise par la chaleur de l'eau, roche qui, comme l'on sait, contient quelque peu de fer combiné avec le bitume; mais ce fer n'est pas inhérent à ces eaux thermales. Le piquant qu'on leur trouve à la source provient de cette cause, parce que dans le moment où les eaux surgisent, elles ne sont pas encore entièrement dégagées de cette dissolution ferrugineuse qui leur est étrangère.

Ces eaux se boivent facilement à leur source malgré leur chaleur; mais l'on ne peut en supporter la chute sur les mains, ni même les plonger que très-rapidement; alors la peau devient très-rouge, mais sans brûlure.

Pendant cinq ans que j'ai été à la Motte, j'ai trouvé constamment à ces eaux le même degré de chaleur. C'est un phénomène presque généralement reconnu que cette permanence de chaleur égale dans les eaux thermales. Une seule cause, je crois, peut le produire, c'est que toutes ces eaux doivent partir de sources où leur chaleur est constante; or il n'y a que celles qui sortent du foyer des volcans, toujours en communication avec la mer, où les eaux soient constamment à l'état d'ébullition. Ces eaux, dans leurs trajets, dissolvent les substances métalliques qu'elles rencontrent, et en retiennent les parties avec lesquelles elles ont des affinités ; et leur chaleur, plus ou moins diminuée par l'évaporation et les mélanges d'eaux étrangères, les fait arriver jusqu'à leur sortie avec un degré déterminé et constant dans leur température.

Les eaux de la Motte, par les diverses substances salines qu'elles contiennent, éprouvent, dans leur trajet, peu d'altération par les minéraux qu'elles rencontrent. Les analyses des eaux de mer, comparées à celles de la Motte, présentent des rapprochemens si grands, qu'il ne peut y avoir de doute sur l'origine de ces dernières.

Il n'est pas possible de faire un

établissement au bord du Drac, dans l'endroit où est la source thermale, ni même aux environs, pour l'administration des eaux. Le rivage est à pic, et le torrent s'élève à plusieurs pieds au-dessus du puits; d'ailleurs le soleil, couchant dans cette gorge de roche noirâtre, y est insupportable ; le thermomètre y monte à 26, 28 et jusqu'à 30 degrés, pendant le mois d'août, dans les après-midi.

Les eaux transportées de la source au château ont encore, à leur arrivée, de 35 à 38 degrés de chaleur, qui pour la douche est bien suffisante, et même, au premier moment qu'on l'administre, elle est presque insupportable à certaines personnes.

Il faut observer que cette chaleur de l'eau affecte plus ou moins, suivant que la température de l'air ambiant imprime au corps des sensations de chaleur ou de fraîcheur; ainsi, soit en réalité, soit relativement, les eaux arrivées au château ont toute la chaleur convenable à la faculté de les supporter, et à produire les effets salutaires qu'on en attend, sur-tout lorsque la saison n'est ni froide ni humide.

L'eau est administrée, pour les douches, par des hommes et des femmes. Chaque transport est proportionné au nombre de malades. L'intervalle d'un premier douché à un second occasionne à l'eau du même voyage un refroidissement tout au plus d'un demi-degré, ce qui favorise les personnes les plus sensibles, sans leur être préjudiciable. Il est bon de savoir que souvent la douche est trouvée extrêmement brûlante, uniquement parce qu'elle est administrée avec une canule adaptée à la barrique, d'un diamètre trop grand ; alors la percussion du jet est brûlante : il faut donc, en commençant, en employer une petite, et rompre d'abord le jet avec les mains, se bien asperger, et après, le recevoir sur le corps. Il faut que le malade dirige lui-même le doucheur sur les parties affectées, en faisant sans cesse courir le jet, car si la chute se prolonge seulement deux secondes sur la même partie, elle devient insupportable.

Le malade est couché dans une baignoire basse, espèce d'auge, et le doucheur, avec sa barrique sur l'épaule, promène un jet d'eau sur tout le corps, et revient souvent sur les parties affectées. L'on reçoit ainsi deux barriques qui se vuident ordinairement en 10 minutes; après quoi, l'on couvre le malade dans sa baignoire pour le faire transpirer; il reste là jusqu'à ce que la chaleur commence à se porter trop fortement à la tête. Six ou huit minutes suffisent ; ensuite l'on vous essuie et l'on vous couche dans un lit bien chaud, enveloppé d'un double drap. Le corps se trouve alors dans un état de transpiration et de dilatation extrême. Cet effet, opposé à celui que produisent les eaux gazeuses, indiquerait que celles de la Motte peuvent aussi être bonnes pour les affections nerveuses, comme pour les rhumatismes, qui semblent s'attacher à ces mêmes organes.

La douche qui m'a paru la plus salutaire était celle que je me faisais donner de prédilection le long de l'épine dorsale ainsi que sur les articulations.

La première année que je fus aux eaux de la Motte pour un rhumatisme que trois saisons de celles d'Aix en Savoie n'avaient pu guérir, j'ai pris dix douches de suite à trois barriques, et je restais dans la baignoire jusqu'à 15 minutes ; aussi je me trouvais dans un tel état de fièvre, que mon pouls battait deux fois et demie par seconde, même après quelques momens de repos dans mon lit. Je ne conseille à personne d'imiter cet exemple, il est dangereux de provoquer le sang à une telle effervescence. Je dois à la force de mon tempérament d'avoir résisté à cette épreuve qui, à la vérité, me fut salutaire, car mes douleurs disparurent presque entièrement.

A la deuxième année, je me suis fixé à la douche de deux barriques, et ne suis resté dans le bain que six ou huit minutes. J'ai suivi le même régime depuis, à quelques modifications près; n'éprouvant plus que quelques douleurs légères pendant les transitions subites de l'atmosphère, je proportionne le traitement à la gravité de mon mal.

Ce qu'il y a de pénible lorsqu'on est au lit, sortant du bain, c'est de se préserver du sommeil.

Par une ancienne tradition sur les eaux de la Motte, l'on prétend qu'il est dangereux de dormir après la douche. A Aix et ailleurs, au contraire, on laisse dormir. Cette différence d'opinion doit avoir un motif fondé sur l'expérience qui, dans ce cas, est respectable; mais cette prohibition ne peut pas être générale pour toutes les maladies, et voici ce que je pense à cet égard : les maladies les plus ordinaires qui conduisaient autrefois aux eaux de la Motte étaient les apoplexies et les paralysies toujours accompagnées d'assoupissement ; dans cet état, l'agitation de la douche, pendant le sommeil, pourrait porter le sang à la tête, et il y en aura eu probablement des exemples à la Motte qui auront perpétué la mémoire sur le danger de dormir; mais, hors le cas de ces maladies, je crois le sommeil salutaire, parce que la transpiration s'opère mieux, et le sang se calme plus vîte; j'en ai fait l'expérience sans crainte, et je m'en suis félicité.

Il est nécessaire de faire précéder les douches par un jour ou deux de repos, pendant lesquels on commence à boire. On met dans le premier verre un peu de sel d'epsom ou de sel de cuisine (c'est ainsi que Mme Achard se purge), et après, on continue à boire jusqu'à six ou huit verres, pendant lesquels les eaux agissent sans fatiguer, à moins qu'elles ne soient pas assez chaudes, alors elles pèsent et répugnent à boire.

On doit mettre un intervalle entre chaque verre que l'on boit, et se promener; lorsque la boisson répugne ou fatigue, il faut cesser jusques au lendemain. Le moins que l'on boive, ordinairement, est six grands verres à bière. La première année que je fus à la Motte, je vis une femme du Valbonnais, appelée la belle Goton parce qu'elle était extrêmement laide, qui buvait dans la matinée jusqu'à trente verres, et un jeune homme qui allait à la source pour mieux se désaltérer, qui en but en ma présence au-delà de quarante verres, à très - peu d'intervalle les uns des autres, et acheva de boire sans compter; ces deux individus ont été parfaitement guéris par ces excès de boisson. Je ne conseille à personne de les imiter, à moins que la nature ne le demande impérieusement.

Lorsque l'on prend les douches, il faut boire modérément, sur-tout si les eaux purgent bien : on s'affaiblirait trop. Il faut toujours combiner ces deux moyens curatifs, et non les mettre en opposition. Ce sont ces considérations qui prouvent la nécessité de faire diriger les malades par un médecin expérimenté.

Les personnes qui viennent à la Motte, et qui font usage de flanelle, l'ayant quittée à cause des chaleurs de l'été, doivent la reprendre. Ce grand préservatif des maladies rhumatismales produit généralement peu d'effet chez beaucoup de personnes, faute d'en connaître les propriétés agissantes. La flanelle portée sur la peau, par sa douce chaleur et son léger frottement, provoque une transpiration insensible, qu'elle absorbe à mesure, et après quelques jours elle en est totalement imbibée. Dans cet état, elle refuse son service, et n'est plus sur la peau qu'une pièce grasse, nuisible à la santé. On doit changer de flanelle comme de linge si l'on veut en éprouver de salutaires effets.

Lorsque l'établissement des eaux de la Motte sera porté à sa perfection, ce qui ne tardera pas, il y

aura une certaine quantité de bai-
gnoires à l'usage des personnes dont
les affections internes exigent le
concours des bains et des boissons;
on pourra aussi prendre des bains
de propreté par le mélange des
eaux ordinaires avec les minérales.

. On ne doit pas comparer le séjour
des eaux de la Motte à celui d'Aix,
ni des autres endroits où il y a
grande affluence de personnes,
dont la plupart n'y vont que pour
s'y divertir. Aux eaux de la Motte,
les infirmités seules y conduisent.
Il n'y a ni cercle ni banque de jeu,
ni bals, ni nécessité d'une toilette
recherchée. Deux tables sont les
seules distinctions qu'il y ait; hors
de là, tout est égal. En se rencon-
trant, chacun se demande avec

intérêt l'effet des eaux; on se communique avec la cordialité de gens qui couchent sous le même toit, boivent à la même barrique, et se font doucher les uns comme les autres dans un état semblable d'humilité. Les prairies, les vergers, les bosquets et une belle allée de tilleuls forestiers, dont les fleurs répandent le parfum le plus suave, sont les promenades ordinaires. Le jeu de boule procure aussi un exercice salutaire qui n'est pas d'ailleurs sans intérêt par la rivalité qui règne entre les joueurs des divers endroits.

La table n'est pas servie fastueusement avec une multitude de mets qui flattent le goût et nuisent à la santé. On ne s'y permet ni vins étrangers, ni liqueurs, et rarement du café ; mais, d'ailleurs, tout ce que l'on donne à table, en viande de boucherie, volaille, poisson et légumes, est très-bon et abondamment servi ; cette nourriture saine contribue beaucoup à l'efficacité des eaux.

La journée de traitement à la Motte commence à cinq heures du matin par la boisson, ensuite la douche et le repos du lit ; après quoi l'on prend un bon bouillon. A midi, le dîner est servi ; sortant de table, l'on se réunit dans l'allée de tilleuls. On rentre chacun chez soi jusqu'à l'heure de la promenade. A sept heures l'on soupe, et à neuf heures et demie l'on est dans son lit. Ce que l'on peut assurer, c'est que cette manière de vivre, si différente de celle que l'on suit chez soi, ne cause pas la moindre peine dans le changement d'habitude ; on dirait même que la nature s'en accommode.

L'on ne doit pas s'inquiéter si assez souvent les douleurs deviennent plus sensibles après les premières douches qu'auparavant ; cela provient de ce que les humeurs ont été déplacées et mises en mouvement par la boisson, le contact et la chaleur des douches : en général, ce n'est jamais qu'environ un mois après le retour des eaux que l'on en ressent les bons effets.

Il est essentiel de faire observer ici que lorsqu'on se détermine à aller aux eaux de la Motte, il faut être libre d'y rester tout le tems que le médecin le jugera nécessaire. Il résulte quelquefois des indispositions pour s'être fait administrer les eaux trop à la hâte, et avoir repris, sans ménagement, ses habitudes ordinaires. Les traitemens précipités agitent les humeurs sans les diviser assez pour être évacuées, d'où il résulte souvent des éruptions cutanées à la suite des eaux.

Les effets les plus prompts que les eaux de la Motte opèrent, sont sur les ankiloses incomplètes et sur les obstructions ; peu de jours suffisent pour déterminer leur guérison.

Depuis plusieurs années j'éprouvais une dureté dans les oreilles qui me faisait craindre une surdité absolue. Je voulus essayer si des douches, dans le conduit auditif,

détruiraient

détruiraient cette infirmité. Cette épreuve a un peu diminué ma surdité, et, de plus, en a arrêté les progrès ; cependant ces douches, ainsi administrées sur la tête, peuvent devenir dangereuses par les ébranlemens et la chaleur qu'elles portent au cerveau. J'en ai jugé par les étourdissemens que j'ai éprouvés pendant quelque tems à mon retour des eaux. Je crois que, dans aucun cas, l'on ne doit pas, sans de grandes nécessités et sans des précautions dirigées par les médecins, se faire doucher sur la tête, mais bien de la nuque et de la clavicule jusqu'à la pointe des pieds.

Les eaux de la Motte ne brûlent pas le linge comme la plupart des eaux minérales, sur-tout les gazeuses.

Employées avec moitié d'eau ordi-
naire, on en obtient de bonnes les-
sives : elles sont propres à la végétation, et n'altèrent pas la couleur
des fleurs. Tous les animaux boivent cette eau minérale avec avidité.

Je ferai remarquer ici une parti-
cularité sur l'instinct des animaux
à rechercher les remèdes qui leur
sont salutaires, et que la nature
leur présente.

A Aix en Savoie, il y a, comme
l'on sait, deux sources thermales,
éloignées l'une de l'autre de tout
au plus dix toises. La première,
appelée eau soufrée, jaillit abondamment dans plusieurs salles d'un
grand corps de bâtiment destiné à
leur administration ; la seconde,
nommée eau d'alun, aussi très-

abondante, tombe dans un petit bassin couvert, d'où elle va se décharger dans un grand réservoir en plein air, qui a une entrée en rampe douce. Tous les chevaux malades des environs d'Aix sont conduits à ce réservoir, et il faut les y faire entrer de force; l'on tâche ensuite de les faire aller sous la chute d'eau. Cinq minutes suffisent à l'animal pour s'appercevoir du bien que cette douche lui fait; alors il reste seul, change de place pour recevoir l'eau sur tout le corps, retourne à l'écurie, et le lendemain à la même heure demande sa douche; il ne s'agit plus que de le délier, il va et vient seul du réservoir jusqu'à ce qu'il n'ait plus besoin de ce remède.

Il n'est pas étranger à mon sujet de faire remarquer, en passant, que l'eau soufrée d'Aix est totalement nuisible à la végétation, qu'elle consume le linge en peu de tems et décolore toutes les fleurs. Celle d'alun, au contraire, est favorable à la végétation, et on la dirige avec soin pour l'arrosage des jardins et des prairies; elle use aussi moins le linge que la première.

Immédiatement au-dessous, et à côté des eaux d'alun, surgissent des sources d'eau froide de bonne qualité, qui servent à l'usage des habitans de la ville; ainsi trois sources de différentes espèces d'eaux se manifestent sur un même point : phénomène très-extraordinaire !

Les deux sources d'eaux thermales d'Aix, d'une chaleur à-peu-
près uniforme d'environ 3o à 3ɩ
degrés, étant aussi rapprochées,
sembleraient devoir être les mêmes,
cependant elles diffèrent essentiel-
lement : elles peuvent bien avoir
leur origine dans un même foyer
d'ébullition, parcourir ensuite diverses routes, et traverser des substances minérales différentes, dont elles
se saturent ; mais surgir après, au
même point, avec des eaux froides
non minérales, c'est un hasard des
plus suɩprenans.

Je ne crois pas pourtant que le
hasard seul préside aux directions
souterraines des sources thermales ;
l'électricité doit y avoir la plus
grande influence, ainsi qu'à la

direction des tremblemens de terre. Quoi qu'il en soit du principe, l'on verra avec surprise à cet égard que trois sources d'eaux thermales, portant le même nom, et connues anciennement par les Romains, soient placées sur la même méridienne, savoir : *Aix-la-Chapelle*, *Aix en Savoie* et *Aix en Provence*.

RÉGLEMENT pour les eaux de la Motte à exécuter en 1815.

ART. I.er

LE médecin de la Mure sera invité à venir au château de la Motte deux fois par semaine, le dimanche et le jeudi, indépendamment des autres jours où il pourrait être appelé par des malades.

I I.

Les personnes venant aux eaux par cause de maladie, ne pourront commencer leur traitement par les douches sans l'autorisation du médecin.

I I I.

Les facultés des malades les placent à la première ou à la seconde table ; elles ne diffèrent l'une de l'autre que par des plats plus variés dans l'une ; mais dans l'autre, ils sont toujours entiers et abondans. Ces deux tables forment le classement proportionnel des dépenses.

I V.

La première table payera, pour les honoraires du médecin, 5 fr.

par personne en traitement, et la deuxième, 2 fr. Cette rétribution sera perçue par le propriétaire des eaux au moment du départ où l'on acquitte sa dépense. Il est une troisième classe de malades indigens qui ne peut être portée en ligne de compte; Mme Achard exerce envers elle une bienfaisance qui ne peut qu'être secondée par l'humanité du médecin.

V.

Le propriétaire des eaux de la Motte aura un registre sur lequel il inscrira l'arrivée et le départ des malades : si dans le nombre il s'en trouve sur lesquels les eaux, soit par la boisson, soit par la douche, produisent des effets particuliers ou extraordinaires, tant en bien qu'en mal, M. le médecin des eaux sera prié de les consigner sur ce registre, qui deviendra par la suite des tems un excellent mémoire à consulter.

V I.

Chaque année le propriétaire des eaux donnera connaissance au public, par la voie du Journal de l'Isère, des améliorations qu'il aura faites pour le bien-être des malades, ainsi que l'indication de l'époque à laquelle on pourra aller prendre les eaux, d'après la saison plus ou moins tardive qui amène les chaleurs.

Dépenses actuelles aux eaux de la Motte.

Les personnes de la première

table paient, pour le logement et la nourriture, 4 fr. par jour ; celles de la seconde, 2 fr.

Chaque douche, à cause du transport des eaux, coûte 1 fr. 50 c. ; la boisson est comprise sur ce prix.

Les bains d'eau minérale coûteront 1 fr., et moitié ceux de propreté. Il faut observer que, sortant de ces bains, il est nécessaire de se mettre au lit avec les mêmes soins que pour la douche.

A ces dépenses, qui concernent le propriétaire des eaux et les honoraires du médecin, il faut ajouter les étrennes bien méritées aux doucheurs et doucheuses, aux filles qui servent dans les chambres et à table, ainsi qu'à la cuisinière : ces bonnes gens mettent tant de zèle et d'attention à servir, que personne n'est tenté de les priver d'un salaire aussi légitime.

Le présent réglement administratif de l'intérieur de la maison des eaux minérales de la Motte, ayant été concerté et adopté par M. le médecin Nicolet et M. Achard, propriétaire des eaux, pour le plus grand bien et avantage des malades qui se présenteront, aura son exécution dans toute sa teneur, à commencer de l'année 1815, et extrait en sera affiché dans ladite maison, pour chacun en prendre connaissance et s'y conformer.

254

www.ingramcontent.com/pod-product-compliance
Ingram Content Group UK Ltd.
Pitfield, Milton Keynes, MK11 3LW, UK
UKHW022319120726
13694UKWH00004B/1469